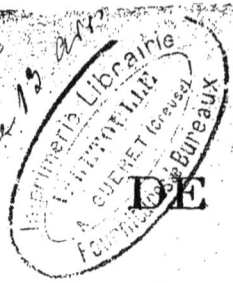

DE L'EAU

DE MAUHOURAT

ET DE SES

APPLICATIONS THÉRAPEUTIQUES

DANS CERTAINES FORMES DE DYSPEPSIES

par

Le Docteur LOUIS BYASSON

MÉDECIN CONSULTANT AUX EAUX DE CAUTERETS (Hautes-Pyrénées)

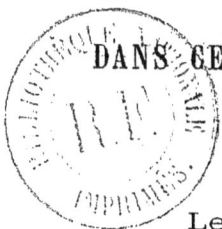
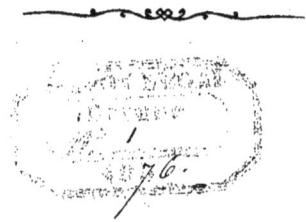

GUÉRET

Imprimerie de Mme veuve Betoulle

1876

DE L'EAU

DE MAUHOURAT

ET DE SES

APPLICATIONS THÉRAPEUTIQUES

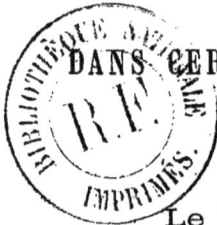

DANS CERTAINES FORMES DE DYSPEPSIES

par

Le Docteur LOUIS BYASSON

MÉDECIN CONSULTANT AUX EAUX DE CAUTERETS (Hautes-Pyrénées)

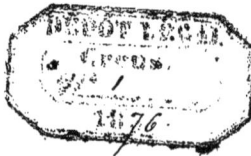

GUÉRET

IMPRIMERIE DE MADAME VEUVE BETOULLE

—

1876

DE L'EAU DE MAUHOURAT

et de ses

APPLICATIONS THÉRAPEUTIQUES

————

Les eaux minérales tendent à prendre chaque
année une plus large place dans la thérapeutique,
et, parmi les nombreuses stations thermales que
possède la France, Cauterets tient certainement un
des premiers rangs. « Je le dis avec conviction, et
« sans vouloir amoindrir en rien la spécialité et les
« vertus des autres sources pyrénéennes qui jouissent
« d'une célébrité bien marquée et que je me plais à
« reconnaître, Cauterets deviendra la métropole des
« Pyrénées. » Ces lignes qu'écrivait Bordeu en 1836
reçoivent d'année en année une nouvelle confir-
mation.

Depuis vingt ans, la station de Cauterets a subi un accroissement rapide; mais surtout depuis que nous avons réussi à mettre nos eaux entre les mains d'une Compagnie fermière qui sait apporter de nouvelles améliorations dans nos établissements thermaux et marcher dans la voie des progrès hydrologiques et balnéothérapiques.

Cauterets a commencé sa renommée par le traitement des maladies des voies respiratoires.

Les sources de la *Raillère* et de *César* ont été longtemps presque les seules utilisées dans notre station. *La Raillère* pour le traitement des maladies du larynx, des congestions pulmonaires et des premières manifestations de la phthisie; *César* pour le traitement des catarrhes, des asthmes et des dermatoses absorbaient toute l'attention de nos médecins consultants. Les autres sources n'entraient que comme des auxiliaires, et parmi ces dernières se plaçait au premier rang *Mauhourat*. Bordeu avait pressenti les grandes ressources que pouvait offrir Mauhourat à la thérapeutique. Aussi écrivait-il en 1838 : « Mau- « hourat comme la Raillère est sans analogue parmi « les sources sulfureuses des Pyrénées. Il n'existe « pas d'eau plus facile à digérer, ni qui convienne

« à un plus grand nombre de tempéraments et de
« maladies chroniques. C'est par son action sur
» l'estomac promptement réfléchie sur les reins à la
« manière d'un corps électrique que l'eau de Mau-
« hourat agit si efficacement dans les gastralgies et la
« dyspepsie même avec irritation. » Ces paroles de
Bordeu n'ont pas assez attiré l'attention des médecins
pratiquant à la station de Cauterets.

Depuis deux ans nous essayons de combler cette
lacune.

Dans notre thèse inaugurale, après avoir donné
une nouvelle analyse de l'eau de Mauhourat et après
avoir étudié thérapeutiquement l'action des diverses
substances qui se trouvent dans les composés de cette
eau, nous sommes arrivé à établir :

1º Que l'eau de Mauhourat est à la fois reconstituante et diurétique;

2º Que cette double propriété nous donne l'explication scientifique de ses bons effets, empirique-
ment constatés depuis longtemps, dans le traitement
des dyspepsies qui se rattachent soit à un état chlorotique et anémique, soit à un état goutteux et
graveleux.

L'année dernière, dans une seconde brochure publiée en collaboration avec notre frère le Dr H. Byasson, pharmacien en chef de l'hôpital des Cliniques à Paris, nous sommes revenus sur l'analyse de l'eau de Mauhourat et nous avons montré son mode d'action sur la quantité et sur la composition des urines. Ce mode d'action peut se résumer comme il suit. Par l'usage de l'eau de Mauhourat : 1° la quantité d'urine s'élève rapidement au-dessus de la moyenne; 2° le poids total des substances azotées émises dans les vingt-quatre heures augmente sensiblement.

Nous voulons aujourd'hui donner un résumé de nos dernières publications, et appuyer par de nouvelles considérations les conclusions auxquelles nous sommes arrivé.

NATURE ET PROPRIÉTÉS DE L'EAU DE MAUHOURAT.

———

Et d'abord l'analyse publiée en 1861 par MM. Filhol
et Réveil ne pouvait pas nous donner l'explication
scientifique complète des résultats thérapeutiques
constatés dequis longtemps par l'emploi de l'eau de
Mauhourat. Si l'analyse de ces Messieurs nous mon-
trait que nous avions dans Mauhourat, une eau reconstituante et à certains égards eupeptique, nous ne
pouvions pas comprendre comment Mauhourat pos-
sédait un pouvoir diurétique si puissant et si marqué;
voilà pourquoi il nous paraissait nécessaire de faire
une nouvelle analyse. C'est ce que nous avons fait
avec le concours de notre frère, dont les connais-
sances chimiques étaient pour nous une autorité et
une garantie. Après avoir déterminé par la méthode
du flacon le poids spécifique de l'eau à 15°, et
montré qu'il est égal à 1,006, nous sommes arrivés
à établir que pour un litre d'eau, l'eau de Mauhourat
contient les quantités des diverses substances sui-
vantes :

Poids total des substances salines cal-
cinées au rouge sombre.........   0 gr. 21300

Silice........................	0	06433
Acide sulfurique	0	02678
— carbonique	0	00550
Chlore	0	01204
Soude.......................	0	07790
Alumine.....................	0	01150
Chaux.......................	0	00640
Lithine......................	0	00055
Soufre total (à l'état d'hyposulfite et de sulfure)	0	00510
Acide borique		Traces.
Potasse......................		id.
Magnésie		id.
Oxyde de fer		id.
Total........	0 gr.	21010
Pertes........		00300

Les substances précédentes peuvent être rangées
de la manière suivante :

Silicate de soude.............	0 gr.	0935
Sulfate de soude.............	0	0314
Silicate d'alumine	0	0260
Carbonate de soude............	0	0177
Sulfate de chaux	0	0155
Hyposulfite de soude...........	0	0098
Chlorure de sodium.........	0	0072
A reporter..........	0	2011

Report..........	0	2011
Chlorure d'aluminium.............	0	0054
Chlorure de lithium..............	0	0038
Sulfure de sodium...............	0	00015
Borate de soude................		Traces.
Sels de potasse, de magnésie, de fer.		id.
Total.........	0 gr.	21045
Perte.........	0	00300
Matières organiques dosées par calcination au rouge sombre........	0	033

Gaz pour 1000 c. c.

Azote..........	6 c. c.	1
Oxygène........	3	3
Acide carbonique.	2	7

Voici l'analyse donnée par MM. Filhol et Réveil :

Sulfure de sodium...............	0 gr.	0135
— de fer.................	0	0004
Chlorure de sodium.............	0	0800
— de potassium..........		Traces.
Carbonate de soude.............		id.
Sulfate de soude	0	0075
Silicate de soude	0	0625
— de chaux...............	0	0450
— de magnésie............	0	0007
Borate de soude, iodure de sodium :		
Fluorure de calcium, phosphate de chaux :		Traces.
Phosphate de magnésie :		
Total.........	0 gr.	2096
Matière organique..	0	046

Notre analyse faite avec de l'eau transportée montre :

1° Que l'eau de Mauhourat n'est pas de beaucoup aussi sulfureuse que l'indiquent MM. Filhol et Réveil.

2° Que l'eau de Mauhourat est plus silicatée alcaline.

3° Que dans les applications thérapeutiques il faudra dorénavant tenir un grand compte de la présence de la lithine.

Il devenait intéressant de rechercher quels seraient les résultats que donneraient les essais sulfhydrométriques faits à la source même; c'est ce que nous avons fait, et nous sommes arrivés à établir que, à la source même, Mauhourat est composée comme il suit relativement à son monosulfure et à ses hyposulfites.

Monosulfure de sodium............. 0^g, 01520
Hyposulfites alcalins..... .... 0^g, 01860

Le soufre total pour l'essai fait à la source est égal à 0 gr. 01088 : pour l'essai de l'eau transportée il est de 0 gr. 00272; différence : 0 gr. 00816, c'est-à-dire un peu plus de 8 milligrammes qui certainement se sont transformés en sulfates, et nous voyons que notre analyse nous a montré qu'après les silicates, les sulfates étaient les sels les plus abondants. Ces 8 milligrammes de soufre correspondent à 0 gr. 020 d'acide sulfurique supposé anhydre, et l'expérience nous a fourni près de 0 gr. 027 pour l'eau transportée.

Cette altération si considérable de la sulfuration pourra être démontrée par le dosage à la source des sulfates qui doivent, selon notre explication, être en proportion beaucoup plus faible. Nous pouvons apporter deux autres preuves importantes :

La première, tirée de la formation rapide des sulfates cristallisés à la surface des roches granitiques des galeries, soit par l'effet de l'eau vaporisée entraînant de l'hydrogène sulfuré, soit principalement par les suintements d'eau à l'air libre.

La seconde est tirée de nos essais : l'eau transportée a donnée 40° pour silicates et carbonates alcalins ; à la source, au contraire, nous trouvons 120°, c'est-à-dire une quantité trois fois plus forte. Cette diffé-rence serait inexplicable si une partie de l'alcali à l'état de carbonate n'était pas saturée par un acide, et cet acide, qui se forme dans l'eau selon une réaction classique, ne peut-être que l'acide sulfurique.

Mais revenons à notre analyse.

Nous avons comme principes essentiellement mi-néralisateurs de l'eau de Mauhourat, le silicate de soude, le sulfate de soude, le silicate d'alumine, le carbonate de soude, le sulfate de chaux, les chlorures de sodium, d'aluminium, et de lithium, du soufre à l'état de sulfure et d'hyposulfite, et enfin des traces sensibles de borate de soude. — Jetons un coup d'œil rapide sur l'action physiologique de ces diverses substances et ajoutons de suite que la température de notre eau est de 46°,3 à la buvette.

Les silicates alcalins ont été employés avec succès contre certaines manifestations de la diathèse urique et ils jouissent, par rapport à l'acide urique, de propriétés dissolvantes considérables.

La lithine jouit de deux propriétés principales 1° d'une action élective sur le rein et d'un pouvoir diurétique très-marqué; 2° d'une action dissolvante sur les dépôts urinaires.

« Le borate de soude, dit M. le professeur Gubler, « traverse les reins, stimule la sécrétion urinaire et « favorise la dissolution de l'acide urique. C'est donc « un diurétique et un lithonthriptique.

« Le chlorure de sodium, dit encore M. Gubler, « doué d'une saveur piquante, spéciale et très-agréa- « ble, provoque la salivation et stimule les fonctions « de l'estomac. »

« Le soufre, toujours d'après M. Gubler, semble « pouvoir modifier profondément la nutrition, l'état « anatomique des tissus, et, conséquemment, leur « mode de fonctionnement. »

La soude et la chaux, à l'état de carbonates et de sulfates, pris dans une grande quantité de véhicule et à faibles doses, excitent la sécrétion stomacale, activent les contractions de l'estomac et augmentent l'appétit.

Il est encore un autre élément qui a certainement une grande valeur en thérapeuthique, c'est la chaleur.

— La température élevée de l'eau de Mauhourat doit
amener une excitation locale et générale et favoriser
la diurèse.

En résumé, par sa haute thermalité, par ses silicates alcalins, par son borate de soude, par son
chlorure de lithium et par son silicate d'alumine,
l'eau de Mauhourat est essentiellement *diurétique*.
— Elle servira à dégorger les vaisseaux et à produire
l'élimination des produits excrémentitiels accumulés
dans le sang. D'un autre côté, par ses sels à base de
soude et de chaux, elle agira comme *eupeptique* en
activant les sécrétions et les contractions de l'estomac; et par son chlorure de sodium et son sulfure
de sodium, elle sera *reconstituante* et pourra modifier
la crase sanguine, en favorisant le renouvellement
des globules chez les chlorotiques et chez les anémiques et l'oxydation des principes excrémentitiels
pour leur plus facile élimination.

Pour donner plus de poids à ces données physiologiques, il nous a paru nécessaire de rechercher
expérimentalement quelle était l'action de l'eau de
Mauhourat sur la composition des urines, et dans
quel sens s'exerçait cette action.

Notre frère, M. le docteur H. Byasson, s'est soumis
à l'expérience et voici dans quelles conditions :
Après avoir établi la composition de ses urines dans
des conditions de régime déterminé, tout en continuant à se livrer aux mêmes travaux, il a remplacé

l'eau ordinaire dans les repas par l'eau de Mauhourat. La quantité totale d'eau ingérée a été de vingt-cinq litres pendant vingt-cinq jours consécutifs, pris en boisson mélangée au vin, à la température ordinaire. Dans ces conditions, l'eau de Mauhourat ne présente plus qu'une odeur sulfureuse à peine appréciable; elle est sapide et n'altère pas sensiblement le vin. Notre frère est rhumatisant, sujet à des douleurs erratiques spéciales que les influences les plus diverses peuvent provoquer, sujet aussi aux troubles gastriques provoquant de fréquentes nausées avec congestions légères des méninges, suite de fièvres cérébrales graves de nature rhumatismale. Les procédés d'analyse suivis ont été développés dans le *Journal d'anatomie et de physiologie* de Robin, mars 1875. Cette nouvelle méthode nous a permis de séparer nettement en deux groupes les substances jusqu'alors dosées par différence, et désignées sous le nom de matières extractives : les unes azotées, dérivées comme l'urée et l'acide urique des transformations des substances albuminoïdes qui constituent la trame des éléments organiques, les autres hydrocarbonées et ternaires, provenant en partie de la même source, ou bien des aliments non entièrement transformés. Voici, sous forme tableau, dont l'ensemble sera facile à saisir, les résultats des analyses de la composition urinaire :

Tableau indiquant la variation dans la composition des urines sous l'influence de l'eau de **Mauhourat,** *transportée, prise en boisson pendant le repas, à la dose d'un litre par jour. — Poids réel : 54 kilogrammes ; régime mixte, très-substantiel.*

SUBSTANCES DOSÉES pour :	Quantité d'urine émise en 24 heures et en cent. cubes.	Caractères physiques.	Poids spécifique.	Substances totales ou résidu fixe.	Matières azotées totales.	Substances ternaires hydrocarbonées et acides.	Urée.	Acide urique.	Autres matières azotées : créatinine, acide hippurique, etc.	Sels minéraux et bases minérales combinées aux acides organiques.
1° 1000 c. c. d'urines émises du 15 au 16 mars (avant traitement)..............	»	La réaction a toujours été franchement acide; la transparence parfaite, le seul dépôt produit a été l'acide urique.	»	35.20	24.33	4.15	19.25	1.22	3.86	6 72
Du 19 au 20 mars.........	»		»	45.80	31.04	3.88	26.81	1.43	2.80	6.88
Du 29 au 30 mars.........	»		»	37.40	26.39	3.81	22.77	1.41	2.21	7.20
Du 2 au 3 avril.........	»		»	39.60	27.93	4.07	24.70	1.07	2.16	7.60
Du 7 au 8 avril...........	»		»	39.60	28.20	3.60	25.31	0.87	2.02	7.80
Du 12 au 13 avril..........	»		»	41.80	30.52	3.72	27.43	0.78	2.11	7.76
Du 16 au 17 avril (après traitement)..............	»		»	37.40	26.64	3.95	23.06	0.84	2.71	6.84
2° La quantité réelle d'urine émise du 15 au 16 mars..	1760	Jaune clair..	1016	61.95	42.82	7.30	33.88	2.15	6.79	11.83
Du 19 au 20 mars.........	1680	— rouge.	1019	70.22	52.15	6.52	44.84	2.40	4.70	11.56
Du 29 au 30 mars.........	1920	— clair..	1017	71.81	50.67	7.31	43.72	2.62	4.24	13.82
Du 2 au 3 avril.........	1890	— ambré.	1018	74.84	52.79	7.69	46.68	2.02	4.08	14.36
Du 7 au 8 avril...........	1910	— ambré.	1018	71.64	53.86	6.88	48.34	1.66	3.86	14.90
Du 12 au 13 avril..........	1880	— clair..	1019	78.58	57.00	6.99	51.57	1.47	3.97	14.59
Du 16 au 17 avril.........	1840	— clair.	1017	68.82	48.96	7.27	42.43	1.55	4.99	12.59

De ces expériences et de ce tableau nous pouvons conclure que l'eau de Mauhourat agit non à la façon des diurétiques ordinaires; mais que tout en amenant la quantité d'urine rapidement au-dessus de la moyenne, elle imprime à l'économie tout entière une excitation spéciale, qui se traduit par une activité plus grande de la nutrition générale, dont nous avons la preuve dans une augmentation sensible de l'urée et une diminution des substances azotées incomplètement transformées.

En même temps les fonctions digestives étant heureusement modifiées, on peut regarder cette coïncidence soit comme la cause première, soit comme l'effet de leur mode d'action. — L'eau de Mauhourat est également un modificateur puissant de la diathèse urique, et après avoir produit une augmentation dans la quantite d'acide urique éliminé, elle atténue sa production, en vertu même de la régularisation des fonctions intestinales.

Ajoutons qu'il sera important de vérifier comparativement l'influence de la même eau *prise* à la source, avec sa sulfuration plus grande, sa température élevée, et qui paraît lui donner une sapidité plus grande et la faire supporter par les estomacs les plus difficiles, dans des conditions d'altitude et de climat des plus favorables pour le traitement.

APPLICATIONS THÉRAPEUTIQUES

Comment pouvons-nous nous expliquer l'action de l'eau de Mauhourat dans les dyspepsies liées soit à un état chlorotique et anémique, soit à un état goutteux et graveleux ?

Et d'abord rappelons ce que nous enseignait en 1872, notre cher maître, M. le professeur Gubler, dans ses brillantes leçons sur les eaux minérales : « Il faut bien se garder, nous disait-il, de commen- « cer toujours le traitement par les ferrugineux chez « les chlorotiques et chez les anémiques. Dans ces « maladies à forme torpide, il faut d'abord fouetter la « circulation et on emploiera avec fruit certaines eaux « minérales. » Ces réflexions nous frappèrent et elles nous firent comprendre pourquoi des personnes fai- bles, languissantes et privées d'appétit voyaient, par l'usage de l'eau de Mauhourat, leurs digestions re- prendre leur cours normal et leurs forces revenir.

Les dyspepsies tiennent à une infinie variété de causes ; mais il nous paraît rationnel d'admettre que les personnes chlorotiques et anémiques deviennent dyspeptiques parce qu'elles se trouvent dans de mauvaises conditions pour l'absorption des matériaux nutritifs. — Voici par quel mécanisme :

La digestion prépare les aliments et les amène par une série de métamorphoses à être un produit liquide transformé, et émulsionné, première condition de l'absorption. Mais il ne suffit pas que les aliments soient bien élaborés par l'acte de la digestion pour qu'ils soient fatalement et nécessairement absorbés. — Les produits albuminoïdes et sucrés peuvent seuls pénétrer par les veines et ce passage est dominé par une force nommée *osmose*. — L'osmose peut être ralentie ou rendue nulle pour deux raisons principales : 1° parce que le sang contiendra trop de produits de même genre que ceux qui doivent être absorbés ; 2° parce que le sang sera trop chargé de parties liquides. — Or nous savons, d'après les analyses de Fœdish et Lecanu, dont les résultats ont été confirmés sous le rapport des globules et de l'eau par Andral et Gavarret, Becquerel et Rodier, que les parties liquides du sang sont très-augmentées chez les chlorotiques et chez les anémiques. Il résulte de là que ces personnes se trouvent dans de mauvaises conditions pour l'absorption, et alors qu'arrivera-t-il ? L'absorption ne se faisant qu'imparfaitement au fur et à mesure que les aliments sont rendus absorbables, les liquides digestifs ne pourront pas agir sur la totalité de la masse alimentaire : une grande partie se trouvera non attaquée et de là ses désordres fonctionnels.

Et si l'on objecte qu'il suffira d'une plus grande quantité de sucs digestifs, nous répondrons qu'il y aura travail trop énergique des glandes à sucs et par conséquent cause prochaine de dyspepsie.

Ajoutons encore que ces mêmes aliments qui ont été d'abord bien élaborés, restant non absorbés et continuant à agir les uns sur les autres avec les liquides digestifs dont ils sont imprégnés, pourront subir certaines altérations qui les rendront non assimilables. Donc la première condition à remplir pour traiter avec succès l'état dyspeptique des chlorotiques et des anémiques, ce sera de stimuler et de fouetter la circulation, comme nous le disait M. le professeur Gubler.

Ces malades ont leurs vaisseaux remplis d'un sang trop chargé d'eau ; activez la circulation, produisez une excitation générale, faites uriner vos malades; en un mot, modifiez la composition du sang et bientôt vous les verrez prêts à supporter un régime tonique et revenir promptement à un bon état de santé.

Peut-être m'objectera-t-on que d'après ma théorie, il suffira d'un diurétique quelconque pour amener au même résultat; mais Maulhourat n'est pas seulement une eau diurétique ; elle est aussi essentiellement reconstituante. Par son chlorure de sodium et par son soufre, elle apporte deux éléments précieux à la reconstitution du plasma organique.

Arrivons aux dyspepsies de nature goutteuse et gravelleuse. La goutte et la gravelle sont constituées par l'excès d'acide urique dans le sang et dans d'autres parties de l'organisme. Les alternatives de goutte et de dyspepsie ont de tout temps été signalées par les médecins et souvent il a fallu qu'il survint

une attaque de goutte pour juger quelle était la
nature des symptômes dyspeptiques éprouvés par
un malade.

Pour bien comprendre comment l'eau de Mauhourat doit agir efficacement dans ces sortes de
dyspepsies et par conséquent dans la goutte et dans
la gravelle elles-mêmes, il faut que nous mettions en
regard d'un côté, les qualités qu'exige une eau
minérale pour produire des résultats certains et
durables dans ces sortes de maladies, d'un autre les
qualités de notre source.

Or voici comment s'exprime Thompson à propos
du traitement des affections goutteuses et grave-
leuses :

« L'urine laisse-t-elle déposer habituellement et
« d'une façon persistante des sédiments acides, on
« prescrit les alcalins; le dépôt urinaire est-il au
« contraire alcalin, on traite par les acides. — Dans
« la première hypothèse on administre largement la
« potasse et la soude, ou bien on prescrit au patient
« tant de verres d'eau de Vichy, ce qui revient à lui
« conseiller une forte solution naturelle de bi-carbo-
« nate de soude, au lieu d'une solution artificielle.

« Il est incontestable que les alcalins pris en
« quantité suffisante ne tardent pas à faire disparaître
« les sédiments de l'urine; l'acide urique ne se
« précipite plus, et, comme corollaire, la sécrétion
« rénale devient moins irritante, et tous les symp-
« tômes s'amendent considérablement ou même se

« dissipent tout à fait.......... Vous n'avez fait
« (cependant) que rendre l'ennemi invisible, vous ne
« vous en êtes nullement débarrassés : vous n'avez
« en aucune manière enrayé la production excessive
« de l'acide urique, cause de tout le mal. L'organisme
« en fabrique tout autant qu'auparavant ; seulement
« l'acide urique et les urates étant solubles dans les
« alcalis, vous en dissimulez la présence, rien de plus.
« Vous savez l'histoire de l'autruche qui, poursuivie
« par les chasseurs, cache sa tête dans un buisson et
« se figure être en sûreté parce qu'elle ne voit plus
« ses ennemis. Telle est exactement la somme de
« sécurité que vous donnez à votre malade, si vous
« vous reposez uniquement sur l'eau de Vichy et
« les alcalins. L'acide urique deviendra invisible à
« vos yeux ; mais c'est tout........

« .... Les diurétiques sont passibles des mêmes
« reproches ; ces agents produisent une augmentation
« de la partie aqueuse de l'urine et facilitent consé-
« quemment la dissolution des matières solides.
« Dans les deux cas, vous ne réussissez qu'à stimuler
« l'activité rénale qui pourtant était déjà trop grande,
« vous ne détruisez en aucune façon la maladie.....

« J'établis en principe que les manifestations gout-
« teuses, aussi bien que la production excessive
« d'acide urique dans la sécrétion rénale, sont le
« résultat d'une assimilation imparfaite, imputable
« au tube digestif lui-même ou aux organes qui lui
« sont unis par une étroite solidarité fonctionnelle
« .... Au fond de cette ten-

« dance de l'organisme à produire de l'acide urique
« en excès réside souvent, ce que l'on désigne sous le
« nom de paresse hépatique. — (J'entends désigner
« par paresse du foie un certain groupe de symptô-
« mes, tels que l'insuffisance habituelle ou fréquente
« des sécrétions intestinales, la perte plus ou moins
« complète de l'appétit, la lenteur et la difficulté des
« digestions). — Le foie ou quelque autre organe
« congénère ne sécrète pas autant qu'il le devrait,
« et faillit à son rôle éliminateur ; une tâche sup-
« plémentaire incombe alors aux reins, et de là la
« présence, dans la sécrétion de ces glandes, d'une
« quantité anormale d'urates....... »

La source de Mauhourat nous l'avons vu par nos
expériences sur la composition des urines, est non
seulement un diurétique ; mais aussi un modificateur
de la diathèse urique, elle produit une augmentation
dans la quantité d'acide urique éliminé. Il y a plus,
par une partie notable de ses composés, elle est une
eau *Eupeptique*, c'est-à-dire une eau qui rétablit le
jeu normal des fonctions digestives.

Le limonier tire assez, dit Thompson, que faut-il
donc ?

Entretenir seulement ses forces, et l'action diurétique de Mauhourat donnera aide au limonier, mais
par son action sur les voies digestives notre source
servira à réveiller les paresseux dont parle Thompson ; et voilà pourquoi elle mérite une place à part
dans le traitement de l'état dyspeptique lié à la gra-

velle et à la goutte et par conséquent dans le traitement de la gravelle et de la goutte elles-mêmes.

Ce n'est pas tout : nous savons que, à petites doses, les sels de lithine provoquent, comme effets physiologiques, la diurèse et la diminution des graviers uriques des urines. Ils sont plus actifs que les sels de soude et de potasse : du reste l'équivalent de la lithine étant plus faible, elle sature l'acide urique en plus fortes proportions que la potasse et la soude. Les sels de lithine ont été conséquemment appliqués au traitement des maladies liées à un excès d'acide urique dans l'économie et MM. Guéneau, de Mussy et Moutard-Martin ont publié des observations concluantes. Mauhourat servira donc comme lithontriptique, et si les remèdes lithontriptiques n'ont pas toujours répondu à l'effet qu'on en espérait, c'est qu'ils ne se trouvaient pas, comme dans notre eau de Mauhourat, associés à des agents digestifs.

Nous terminerons ce petit travail en indiquant les avantages que présente Mauhourat pour préparer le traitement par les eaux sulfureuses dans les maladies des voies respiratoires. La Raillère et César sont parfois difficilement acceptées ; elles produisent, à cause de leur sulfuration plus élevée, une excitation de l'arbre bronchique capable d'amener une évolution trop rapide des éléments morbides, de provoquer des hémoptysies plus ou moins graves. Avec l'eau de Mauhourat employée pendant quelques jours seule au début, on habituera le malade à une médication plus active et on le conduira insensiblement et sans secousses à faire usage de sources sulfureuses plus fortes.

Il y a plus, c'est que lorsque l'organisme n'a plus de point d'appui pour une médication énergique et lorsque les lésions locales de la phthisie sont effacées par les symptômes généraux, l'eau de Mauhourat dans ces cas doit être seule ordonnée pendant toute la durée d'une saison thermale. Par elle on portera remède au plus pressé en stimulant un peu les fonctions digestives et en réparant ces organisations qui n'ont presque plus de la vie que le souffle.

Nous terminerons en rapportant ce que disait le professeur Chomel à propos de l'emploi des eaux minérales dans le traitement des dyspepsies. « La « nécessité de se lever de bonne heure, de faire des « promenades régulières, à pied, en voiture; de cher- « cher hors de son gîte d'emprunt, des distractions « qu'il n'y trouve pas, de porter ses pensées sur cette « foule qui va, qui vient, qui s'agite, et avec laquelle « il faut aussi aller et venir, faire des excursions dans « les lieux plus ou moins éloignés, vers les plus beaux « sites des environs, tout cela constitue un ensemble « de conditions nouvelles dont la puissance est « grande chez les dyspeptiques comme chez les hy- « pocondriaques et qui entre pour une bonne part « dans les bons effets qu'ils retirent des eaux miné- « rales. »

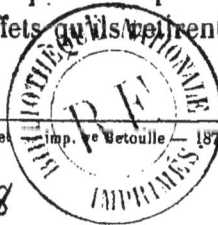

Guéret — imp. ve Betoulle — 1876.

GUÉRET, IMPRIMERIE DE MADAME VEUVE BETOULLE.

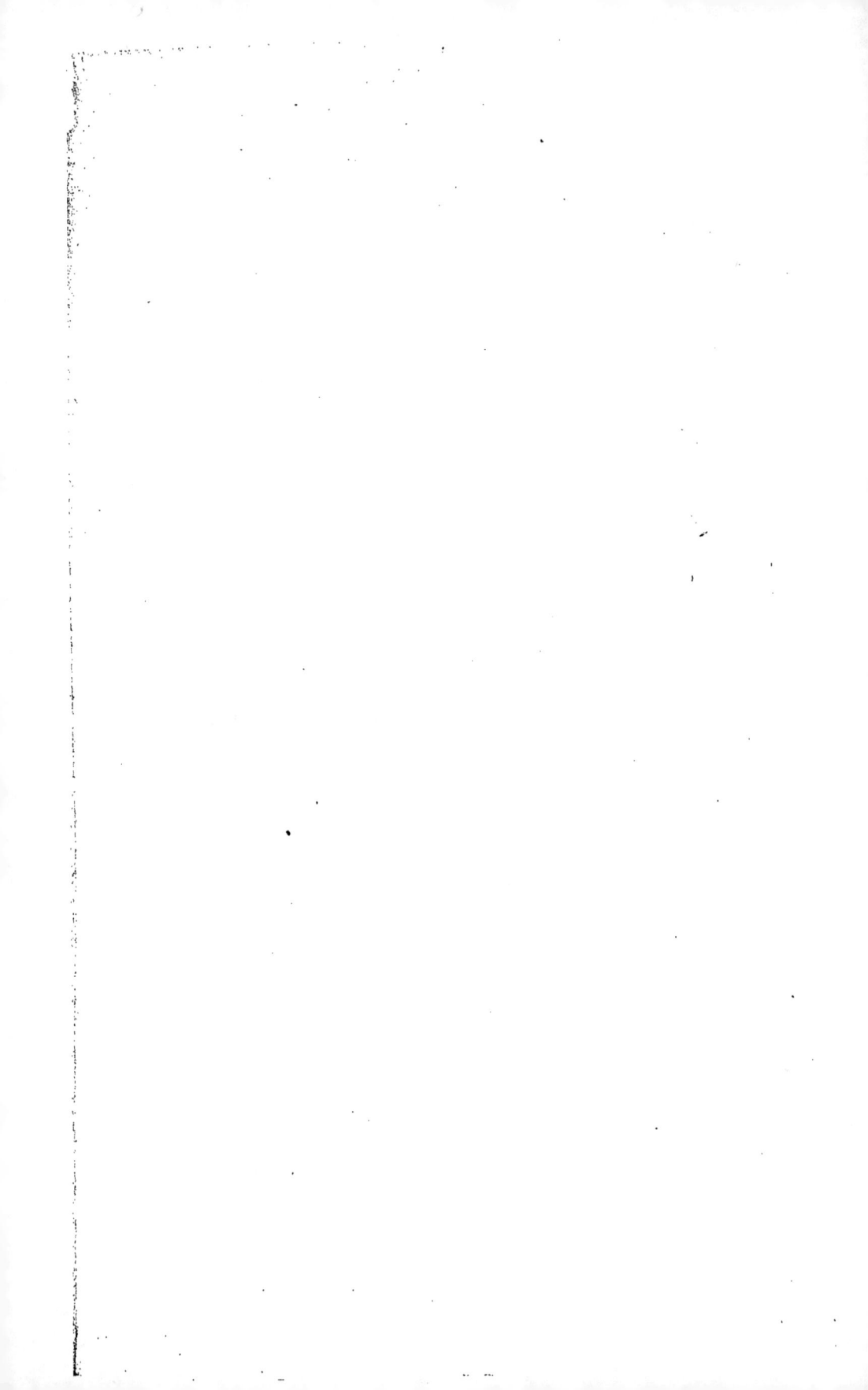

www.ingramcontent.com/pod-product-compliance
Lightning Source LLC
Chambersburg PA
CBHW060504200326
41520CB00017B/4895